Inhaltsverzeichnis

W0188264

4. Aromatherapie

Linderung von Arthrosebeschwerden – natürliche Optionen auf einen Blick

Arthrose verursacht Schmerzen und schränkt die Bewegungsfähigkeit häufig erheblich ein. Doch nicht immer muss gleich die „Chemie-Keule" geschwungen werden. Auch die Naturheilkunde bietet zahlreiche Möglichkeiten, die Gelenke zu stärken, Schmerzen zu lindern und die Beweglichkeit zu verbessern. In diesem kleinen Büchlein möchten wir Ihnen die gängigsten Mittel aus Phytotherapie, Homöopathie sowie Aromatherapie präsentieren und Sie mit wertvollen Tipps zur Anwendung versorgen.

Pflanzliche Heilmittel (Phytotherapie)

Vor allem im ersten Stadium einer Arthroseerkrankung können Sie mit der Anwendung pflanzlicher Heilmittel sehr gute Erfolge erzielen. Doch auch dafür gilt: Sprechen Sie vorher Ihre Absicht, pflanzliche Mittel einzusetzen, mit Ihrem behandelnden Arzt ab. Nur er kann entscheiden, ob sich das von Ihnen ausgewählte Heilmittel tatsächlich für Sie eignet.

Mein Tipp:

Auch beim Kauf pflanzlicher Heilmittel sollten Sie immer auf Ihre Apotheke vertrauen. Nur die hier erhältlichen Produkte (und deren Hersteller) sind geprüft, geben keine leeren Versprechungen ab und wurden nicht in einer „Hinterhofküche" irgendwo im Fernen Osten „zusammengebraut".

Nicht vergessen: Die Wirkung pflanzlicher Heilmittel tritt erst nach einiger Zeit – drei bis vier Wochen oder sogar noch länger – ein.

▶ Afrikanische Teufelskralle

Die – wie ihr Name schon sagt – hauptsächlich in Namibia und Süd-afrika beheimatete Teufelskralle hat sich in den letzten Jahren auch bei uns in der naturheilkundlichen Behandlung von Gelenkerkrankungen immer mehr durchgesetzt.

In der Apotheke gibt es den Extrakt der Teufelskralle, der ausschließlich aus der Wurzel gewonnen wird, von verschiedenen vertrauenswürdigen Herstellern. Die Teufelskralle hemmt Entzündungen, lindert Schwellun-gen und Schmerzen – also die im Rahmen einer Arthrose auftretenden Symptome. Wie sie das schafft, ist noch nicht ganz geklärt.

> Achtung: Teufelskrallenextrakt fördert die Magensaft- und Gallensäureproduktion. Deshalb sollten Sie bei einem aktuen Magengeschwür oder nachgewiesenen Gallensteinen bzw. -gries auf Zubereitungen der Teufelskralle verzichten.

Den Extrakt der Teufelskralle gibt es in Form von Dragees, Tabletten und Kapseln. Von extrakthaltigem Tee wird abgeraten, da er bitter schmeckt. Der Extrakt hilft bei leichten Schmerzen – bei stärke-ren Schmerzen können Sie ihn unterstützend zur schulmedizini-schen Therapie einsetzen. Im letz-

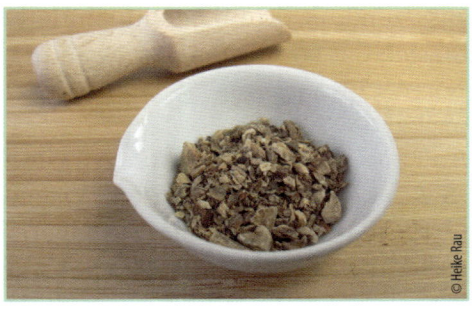
© Heike Rau

ten Fall können Sie die Dosis der synthetischen Schmerzmittel in der Regel deutlich verringern.

Sehr selten kann es bei der Einnahme von Teufelskrallenwurzel-Extrakt zu Durchfall, Erbrechen, Übelkeit, Schwindel und/oder Kopfschmerzen kommen. Diese Beschwerden verschwinden jedoch bereits nach kurzer Zeit wieder.

▶ *Brennnessel*

Die Brennnessel, eine der ältesten Heilpflanzen, wächst nahezu auf der ganzen Welt, hauptsächlich aber in Mitteleuropa. Wir alle kennen diese wertvolle Heilpflanze, die aber, wenn sie im eigenen Garten zu finden ist, bei uns eher als Unkraut gesehen wird. In Deutschland gibt es zwei Brennnesselarten: die Große und die Kleine Brennnessel, die beide als Heilpflanze verwendet werden. Die Blätter beider Arten haben Brenn- und Borstenhaare, die bei Berührung brechen und ein heftig juckendes („brennendes") Nesselgift freisetzen. Beide Arten werden als Heilpflanzen eingesetzt.

Die Inhaltsstoffe der Brennnesselblätter wirken entzündungshemmend und schmerzlindernd. Sie blockieren die Bildung und Freisetzung entzündungsfördernder Substanzen im Körper, die sogenannten Zytokine, weshalb sie in der Arthrosetherapie sehr effektiv sind. In einer Studie zeigte sich, dass der tägliche Verzehr von 50 g gedämpften Brennnesseln die tägliche Dosis eines üblicherweise bei Arthrose eingesetzten nichtsteroidalen Antirheumatikums (NSAR) wie Ibuprofen um 75 Prozent verringern kann. Schmerz, Bewegungseinschränkungen und Steifigkeit gingen um 70 Prozent zurück, also ebenso deutlich wie bei Einnahme der der üblichen NSAR-Dosis.

Extrakte aus dem Brennnesselkraut gibt es in der Apotheke als Fertigarzneimittel in Form von Dragees, Kapseln, Filmtabletten, Tropfen, Presssaft und flüssigen Auszügen.

TIPP: Brennnesseltee gegen Entzündungen bei Arthrose

- 2 Teelöffel (1,5 g) getrocknetes Brennnesselkraut mit 150 ml siedend heißem Wasser übergießen.

- Den Tee zehn Minuten lang ziehen lassen, dann über ein Teesieb abgießen.

- Trinken Sie bis zu dreimal täglich eine Tasse des Tees. Jedoch sollte diese Kur nicht länger als drei Wochen durchgeführt werden, da der Tee harntreibend wirkt und deshalb zu einer vermehrten Ausscheidung von Mineralstoffen und Spurenelementen führen kann. Außerdem sollten Sie während der Kur täglich mindestens 2 Liter Mineralwasser trinken.

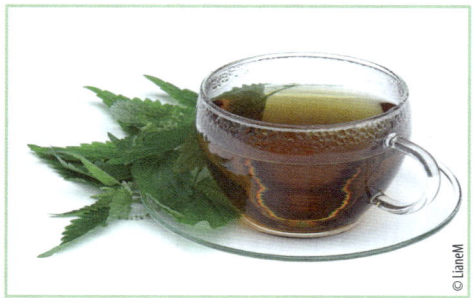

▶ Beinwell

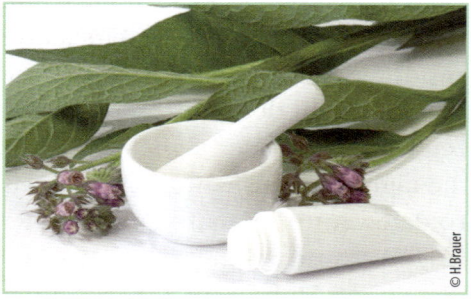

Der Beinwell ist in fast ganz Europa beheimatet. Seinen Namen hat er von seiner früheren Verwendung bei Knochenbrüchen und offenen Wunden. Als Heilpflanze ist der Beinwell schon seit über 2000 Jahren bekannt. Wie bei der Teufelskralle dient auch beim Beinwell die Wurzel als Lieferant der abschwellenden und schmerzlindernden Inhaltsstoffe.

Bei einer beginnenden Arthrose kann eine Salbe, ein Gel bzw. eine Creme aus der Apotheke oder ein Umschlag, der mit einem in der Apotheke erhältlichen Spezialextrakt der Beinwellwurzel getränkt ist, die Beschwerden – Schmerzen und Schwellungen – lindern. Aufgrund der erst vor kurzer Zeit entdeckten leberschädigenden und krebserregenden Wirkung des Wurzelextrakts wird von der Einnahme abgeraten. Bei äußerer Anwendung gelangen jedoch nur minimale Mengen des Extrakts in die Blutbahn, die keine Nebenwirkungen verursachen können!

> Achtung: Bitte wenden Sie die Salbe etc. nicht länger als vier bis sechs Wochen im Jahr an, und fragen Sie vorher immer Ihren Arzt um Rat!

▶ *Weide*

Weiden – als Baum oder Strauch – gibt es in Europa, Asien und Amerika, wo sie bis zur Vegetationsgrenze wachsen. Die für die Linderung von Schmerzen und Entzündungen verantwortliche Hauptsubstanz, das Salicin, ist in der Weidenrinde enthalten, die sich im Frühling sehr leicht von den Ästen und Zweigen abschälen lässt. Salicin selbst ist in seiner reinen Form nicht aktiv, erst im Körper wird es in Salicylsäure umgewandelt und damit aktiv.

Extrakte aus der Weidenrinde werden seit über 2.400 Jahren als Naturheilmittel erfolgreich gegen Schmerzen und Fieber eingesetzt. Geschichtlich von großer Bedeutung ist die erstmalige chemische Synthese des in der Weidenrinde vorkommenden Salicin, und zwar in seiner aktiven Form als Salicylsäure durch den Chemiker Felix Hoffmann im Jahre 1897. Zwei Jahre später kam das Produkt – Aspirin mit dem Wirkstoff Acetylsalicylsäure (ASS) – zunächst in Pulverform auf den Markt. 1900 wurde die erste 500-milligramm-Tablette eingeführt. Damit war Aspirin eines der ersten Medikamente der Welt, das in standardisierter und damit exakt dosierbarer Form erhältlich war.

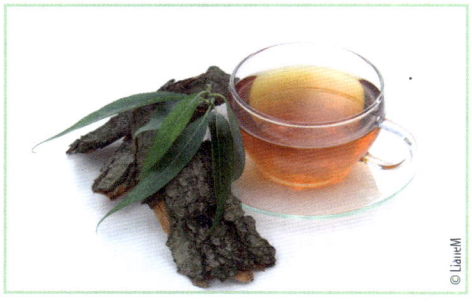

© LianeM

Der Extrakt aus Weidenrinde lindert Schmerzen und hemmt Entzündungen bei Arthrose, denn er unterdrückt die Produktion der schmerz- und entzündungsfördernden körpereigenen Eiweiße (Prostaglandine). Außerdem senkt der Wirkstoff Fieber. Aufgrund dieser Wirkungen wird die Weidenrinde auch als „Aspirin der Natur" bezeichnet.

Hinsichtlich seiner Wirkung unterscheidet sich Salicin also nicht von der ASS, jedoch in puncto Nebenwirkungen. ASS führt nicht selten zu erheblichen Magen-Darm-Problemen bis hin zu gefährlichen Magenblutungen. Da der Inhaltsstoff der Weidenrinde, das Salicin, im Körper erst in den aktiven Wirkstoff umgewandelt werden muss, treten solche Nebenwirkungen nicht auf. Das haben auch verschiedene klinische Untersuchungen ergeben: Weidenrinden-Extrakt linderte die mit Hüft- und Kniegelenksarthrose verbundenen Schmerzen deutlich, die von ASS bekannten unerwünschten Arzneimittelwirkungen blieben aber aus.

Neben Tabletten und Kapseln, die den Weidenrinden-Extrakt enthalten, gibt es Weidenrinde in der Apotheke auch als Kaltauszug oder Tee.

> Achtung: Wegen der Gefahr der Entstehung eines Reye-Syndroms darf Weidenrinde bei Kindern nicht angewendet werden!

▶ *Löwenzahn*

Der Löwenzahn gehört auf jede Naturwiese. Doch man findet ihn auch auf Äckern und an Wegen in ganz Europa, einigen Teilen Asiens und Afrikas sowie in Nordamerika. In der Pflanzenheilkunde werden die vor der Blüte

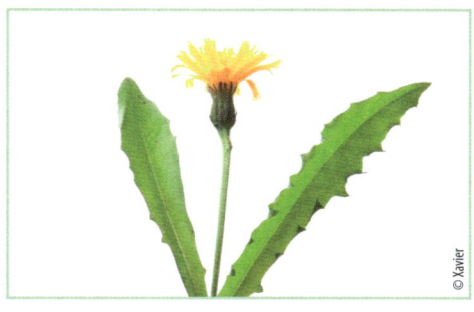

© Xavier

geernteten frischen oder getrockneten Wurzeln und Blätter bzw. beides zusammen verwendet. Löwenzahn ist in zahlreichen Teemischungen enthalten. Außerdem bietet die Apotheke verschiedene Kombinationspräparate zur oralen Anwendung, zum Beispiel in Form von Tropfen, Tonika, Kapseln, Tabletten und Dragees. Als wirksamste Darreichungsform hat sich der Frischpflanzenpresssaft erwiesen.

Gegen die Beschwerden im Rahmen einer Arthrose eignet sich Löwenzahn auch zur äußerlichen Anwendung. Hier einige Beispiele:

Löwenzahnblütenöl

- Löwenzahnblüten in ein Glas mit Schraubdeckel geben, fest zusammendrücken und mit nativem Olivenöl übergießen, bis alle Blüten bedeckt sind.

- Das Glas fest verschließen und vier bis sechs Wochen lang an einen warmen, hellen Platz stellen – zwischendrin immer wieder schütteln.

- Die Blüten abfiltrieren, das Öl in einer Flasche aus dunklem Glas lichtgeschützt aufbewahren.

- Die schmerzenden Gelenke mit dem Öl massieren.

Umschlag mit Löwenzahnwurzel

- Ein Baumwolltuch in heißem Wasser tränken.

- Frische Löwenzahnwurzel klein hacken.

- 5 Esslöffel davon in das nasse Tuch wickeln.

- Den Umschlag möglichst warm auf das schmerzende Gelenk legen und mit einem trockenen Handtuch umwickeln.

▶ *Cayennepfeffer*

Der Cayennepfeffer ist in Südamerika beheimatet. Für das Heilmittel werden die getrockneten Früchte verwendet, die unter anderem die scharfen Capsainoide enthalten. Sie erhöhen bei lokaler Anwendung auf dem schmerzenden Gelenk die Durchblutung. Dadurch werden die

Gelenke besser mit Nährstoffen versorgt. In der Folge steigt die Produktion der Gelenkschmiere, was wiederum die Gleitfähigkeit der Gelenke verbessert. Außerdem blockieren die Capsainoide die Freisetzung eines spezifischen Botenstoffes in den Nervenenden, wodurch die Schmerzsignale im Gehirn nicht mehr übertragen werden.

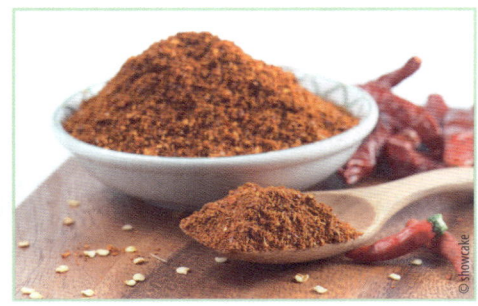

Die in der Apotheke angebotenen Salben, Cremes, Pflaster (Wärmepflaster) etc. werden von außen auf die schmerzende Stelle aufgebracht. Dort dringt das Capsaicin rasch durch die Haut und gelangt zum Ort des Geschehens. Die schmerzlindernde Wirkung tritt bereits nach drei bis fünf Minuten ein.

Achtung:

Fast immer treten bei der Anwendung von Cayennepfeffer-Zubereitungen Hautreizungen mit Juckreiz, Brennen oder Hautrötungen auf! Werden die Reizungen zu stark, kann das Präparat mit kaltem Wasser abgewaschen werden. Verletzte Hautpartien und Schleimhäute dürfen nie mit capsaicinhaltigen Zubereitungen in Berührung kommen. Vorsicht ist vor allem bei der Schleimhaut des Auges geboten! Das Auge ist sehr empfindlich und kann dauerhaft geschädigt werden.

Homöopathie

Der Homöopathie ist es schon häufig gelungen, Beschwerden zu lindern. Eine homöopathische Behandlung kann jedoch keinesfalls den Arztbesuch oder eine vom Arzt empfohlene schulmedizinische Therapie ersetzen. Mit Homöopathika lassen sich aller-

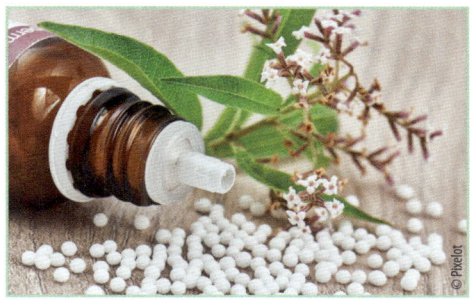

dings in vielen Fällen durch die Arthrose verursachte Schmerzen verringern und synthetische Schmerzmittel einsparen. Am besten ist es, wenn Sie sich mit Ihrem Arzt hinsichtlich einer homöopathischen Therapie ausführlich besprechen.

Hahnemann und „seine" Homöopathie

Begründer der Homöopathie ist der Arzt und Apotheker Samuel Hahnemann, geboren 1755 in Meißen. Im Mittelpunkt der Medizin standen damals vor allem Brech-, Schwitz- und Abführkuren, Schröpfen, Einläufe, Blutegel und Aderlässe sowie sehr starke Medikamente. Alle diese Maßnahmen lehnte Hahnemann strikt ab, denn statt zu helfen, schwächten diese drastischen „Therapieformen" viele Patienten, manche starben sogar daran. Hahnemann glaubte nicht an das damals der Medizin zugrundeliegende Prinzip „Contraria contrariis" (Krankheitssymptome werden mit gegensätzlichen Maßnahmen behandelt), sondern er suchte nach Heilweisen, die den Organismus stärken.

Auslöser für seine Entwicklung der Homöopathie war ein Selbstversuch: Er nahm mehrmals Chinarinde ein, das damals einzige Mittel gegen Malaria. Jedes Mal nach der Einnahme traten bei ihm die für Malaria typischen Symptome auf – obwohl er gesund war.

Brach er die Chinarinden-Anwendung ab, verschwanden auch die Symptome wieder. Aus dieser Begebenheit folgerte Hahnemann, dass in der Medizin verwendete unverdünnte Substanzen beim Gesunden ähnliche Symptome auslösen wie die, die beim kranken Patienten geheilt werden sollen. Diese Überlegung gilt natürlich auch umgekehrt: Die Stoffe bekämpfen die Beschwerden beim Patienten, die sie beim Gesunden auslösen.

Die Lehre von Hahnemann basiert also auf der sogenannten Ähnlichkeitsregel „Similia similibus" („Ähnliches [möge] durch Ähnliches [geheilt werden]"). Im Krankheitsfall wird nach dieser Regel das Mittel eingesetzt, das beim Gesunden die Krankheitssymptome verursacht. Durch diesen individuell auf den Patienten zugeschnittenen sehr gezielten Reiz sollen laut Hahnemann die Fähigkeiten des Organismus zur Selbstregulation stimuliert sowie auf diese Weise die Selbstheilungs- und Regenerationskräfte gesteigert werden. Nach rein physikalischen, chemischen und schulmedizinischen Gesetzen lässt sich die Wirksamkeit der homöopathischen Therapie jedoch weder einordnen noch erklären. Die Funktionsweise der Homöopathie nach dem Ähnlichkeitsprinzip beruht ausschließlich auf empirischer Beobachtung.

Wie findet der Homöopath das richtige Mittel?

Um in der Homöopathie das passende Mittel zu finden, wird der Patient genau befragt und betrachtet. Deshalb dauert der erste Besuch beim Homöopathen meist mehrere Stunden. Denn nur so erhält der Homöopath ein möglichst umfassendes Bild der Beschwerden. Dabei werden in der Homöopathie unter „Beschwerden oder Symptomen" nicht nur die typischen Krankheitszeichen zusammengefasst, sondern auch Eigenschaften, Vorlieben und Gewohnheiten des Patienten. Außerdem wird auch berücksichtigt, unter welchen Bedingungen sich die Beschwerden verstärken oder abschwächen. Deshalb ist es nicht ungewöhnlich, dass sich zur Behandlung gleicher Symptome unterschiedliche homöopathische Mittel eignen – abhängig beispielsweise davon, ob sie bei Wärme/Kälte zunehmen bzw. zurückgehen oder auch zu welcher Tageszeit sich die Ausprägung der Symptomatik verändert.

Meistens werden verschiedene Mittel gefunden, die in Frage kommen. Deshalb sollten Sie das Hauptsymptom, also die Sie am stärksten belastenden Beschwerden, so exakt wie möglich beschreiben. Bei der Arthrose bedeutet dies, dass Sie nicht nur Schmerzen, sondern beispielsweise brennende oder stechende Schmerzen angeben. Durch die Berücksichtigung der Nebenbeschwerden kann dann die Anzahl der Mittel noch weiter eingegrenzt werden.

Mein TIPP:

Wenn Sie sich für eine homöopathische Behandlung interessieren, sollten Sie zumindest anfangs einen Homöopathen aufsuchen und sich von ihm beraten lassen. Eine Auswahl der Mittel „auf eigene Faust" ist gerade am Anfang nicht anzuraten!

Welche Zubereitungsformen gibt es?

Homöopathische Mittel stehen als Tropfen, Tabletten oder Globuli zur Verfügung. Allen gemeinsam ist, dass sie über die Mundschleimhaut aufgenommen werden. Behalten Sie deshalb Tropfen, Tabletten oder Globuli etwa eine Minute im Mund. Tabletten und Globuli sollten Sie im Mund zergehen lassen.

Tropfen: Die alkoholhaltigen Tropfen werden vorwiegend von Erwachsenen verwendet: sie können exakt dosiert werden.

Tabletten, Pulver: Tabletten eignen sich für Kinder und Erwachsene. Anstelle von Tabletten kann man das Pulver auch lose kaufen. Beide basieren auf Milchzucker, weshalb sie sich nicht für Menschen mit einer Laktoseintoleranz eignen.

Globuli: Hierbei handelt es sich um kleine Zuckerkügelchen, die mit dem homöopathischen Mittel benetzt sind.

Einige in der Homöopathie eingesetzte Mittel gibt es auch in Ampullen zur Injektion bzw. Infusion. Diese kann aber nur ein ausgebildeter Homöopath/Heilpraktiker bzw. ein naturheilkundlich orientierter Arzt verabreichen.

Was bedeutet Potenz?

Die Homöopathie versteht unter Potenzierung „das Erwecken und die zunehmende Verstärkung der Heilkraft in einer zur Arznei werdenden Substanz". Erreicht wird das durch die Verdünnung des Ausgangsstoffes und die Zufuhr von Energie durch Verschütteln oder Verreiben. Bereits Hahnemann hat diesen Vorgang in seinen großen Werken beschrieben. Er war fest davon überzeugt, dass „die wechselweise mechanische Verreibung einer Substanz und deren Verdünnung verborgene dynamische Kräfte einer Substanz freisetzt. Dieser Wechsel von Verdünnung und Verschüttelung ist unbedingt erforderlich, damit sich die Entfaltung der Arzneikraft aus der Materie entwickeln kann." Die ausschließliche Verdünnung ohne Verschüttelung bewirkt diese Arzneikraftentfaltung nicht.

Drei verschiedene Verdünnungsverhältnisse werden verwendet, nämlich die D-, die C- und die Q- oder LM-Potenz.

- D: Das Verdünnungsverhältnis beträgt 1:10 (D = dezimal).

- C: Das Verdünnungsverhältnis beträgt 1:100 (C = centesimal).

- Q, LM: Das Verdünnungsverhältnis beträgt 1:50.000 (Q = Quinquagintamillesimal, LM = falsche Schreibweise für das lateinische 50.000).

Die D1-Potenz bei einem flüssigen homöopathischen Mittel entsteht, in dem ein Gewichtsanteil der Urtinktur mit neun Teilen eines Wasser-

Ethanol-Gemischs verdünnt wird. Die positive Energie wird dem Gemisch (in einem zu zwei Dritteln gefüllten Fläschchen) mittels zehn Verschüttelungsschlägen per Hand zugeführt. Bei sehr hohen Potenzierungsstufen übernehmen Maschinen das Verschütteln.

In der Homöopathie richtet sich die Dosis nach der verwendeten Potenz. Als Faustregel gilt: Je höher die Potenz, desto geringer ist die Dosis. Die Einnahmehäufigkeit wird zusätzlich auch dadurch bestimmt, wie akut die Erkrankung ist. Mittel in niedrigen und mittleren Potenzen werden umso häufiger gegeben, je akuter die Beschwerden sind.

TIPP:
Besprechen Sie die richtige Dosierung grundsätzlich mit Ihrem Arzt, Heilpraktiker oder Homöopathen.

> Bei hochakuten oder plötzlich auftretenden Beschwerden eignet sich die sogenannte Wasserglasmethode: Geben Sie die erforderliche Dosis des Mittels in ein Glas Wasser, und rühren Sie danach kräftig um. Bitte dazu keinen Metall-, sondern einen Plastik- oder Holzlöffel verwenden! Nehmen Sie alle drei bis 15 Minuten einen Schluck, behalten Sie die Flüssigkeit aber vor dem Schlucken eine Weile im Mund.

Welche Mittel werden gegen Arthrose eingesetzt?

Verschiedene homöopathische Mittel haben sich bei degenerativen Gelenkerkrankungen wie beispielsweise der Arthrose bewährt (siehe Tabelle 1).

Tabelle 1: Einige gegen Arthrosebeschwerden eingesetzte Homöopathika
• Acidum formicium (Ameisensäure)
• Acidum sulfuricum (Schwefelsäure)
• Aranin (Schwarze Nachtspinne)
• Aristolochia clematis (Osterluzei, Wolfskraut)
• Cimicifuga racemosa (Traubensilberkerze)
• Formica rufa (Rote Waldameise)
• Harpagophytum (Teufelskralle)
• Kalium sulfuricum (Kaliumsulfat)

Acidum formicium, die Ameisensäure (ein tierisches Gift) gilt in der Homöopathie hauptsächlich als sogenanntes Umstimmungsmittel für den Wechsel vom Schlechteren zum Besseren. Chronische Entzündungen, wie sie ja auch im Rahmen einer Arthrose vorkommen, gehören zu den Haupteinsatzgebieten. Das Mittel muss gespritzt werden, was ausschließlich dem Behandler überlassen werden sollte. Die typischen Potenzen liegen zwischen D4 und D12.

Acidum sulfuricum ist ein in der Homöopathie häufig eingesetztes Mittel. In konzentrierter Form und selbst noch mäßig verdünnt ist diese Säure toxisch; sie führt zu Verätzungen an der Haut und den Schleimhäuten. In der Homöopathie wird das Mittel in Potenzen zwischen D6 und D12 eingesetzt. Es eignet sich unter anderem bei Arthrosebeschwerden kleinerer entzündeter Gelenke. Menschen, die auf Acidum sulfuricum ansprechen, sind immer in Eile, wirken unruhig und hastig.

Aranin gehört zu den nur selten verwendeten Mitteln. Wie Acidum sulfuricum eignet es sich für Menschen, die immer in Eile und unruhig sind. Verabreicht wird das Mittel in den Potenzen D8 bis D12.

Aristolochia clematis, eine Heilpflanze und umgangssprachlich auch Osterluzei oder Wolfskraut genannt, wird ebenfalls in der Homöopathie nur selten eingesetzt. Verwendet wird das frische Kraut zu Beginn der Blüte. Es eignet sich unter anderem für Menschen mit allgemeiner Zerschlagenheit und Schlaflosigkeit, Eigenschaften, die Arthrosepatienten aufgrund der chronischen Schmerzen ja häufig aufweisen. Die bevorzugten Potenzen liegen zwischen D6 und D12. In der Potenz D12 wird es als Einzelmittel bei schmerzenden Gelenken eingesetzt.

Cimicifuga racemosa ist ein Heilkraut, dessen Wurzelstock in der Homöopathie, aber auch in der Phytotherapie hauptsächlich bei Frauenbeschwerden eingesetzt wird. Zudem lassen sich Gelenkschmerzen mit diesem Mittel lindern, sofern Hormonschwankungen an den Beschwerden beteiligt sind (bei Frauen kann eine Arthrose durch den Eintritt der Wechseljahre verstärkt werden). Die typischen Potenzen liegen zwischen D6 und D12. Für längere und wiederholte Anwendungen bei Gelenkbeschwerden, beispielsweise im Rahmen einer Arthrose, wird das Mittel auch in der Potenz D30 eingesetzt.

Formica rufa, die rote Waldameise, wird nicht sehr häufig eingesetzt. Das Mittel hat aber seinen festen Platz, wenn abwechselnd immer andere Gelenke schmerzen, sowie bei Steifheit und plötzlich auftretenden Gelenkbeschwerden. Es wird häufig als Injektion (Ampullen mit den Potenzen D4, D6, D10, D12 und D30) angewendet und in speziell ausgewählten Körperbereichen unter die Haut gespritzt (sog. Quaddeln). Es steht aber auch als Tropfen (in den Potenzen D3, D4, D6 und D12) zur Verfügung.

Harpagophytum, die Teufelskralle, kommt in der Homöopathie bei Arthrose, Gelenkentzündungen und Bandscheibenschäden zum Einsatz.

Genutzt wird die entzündungshemmende und abschwellende Wirkung des Wurzelstocks dieser Heilpflanze. Die homöopathische Anwendung beläuft sich auf Darreichungsformen in Potenzen zwischen D2 und D6, bei Gelenk- und Rückenschmerzen werden aber auch höhere Potenzen ab D30 eingesetzt.

Kalium sulfuricum, das Kaliumsalz der Schwefelsäure (also ein Mineralsalz) wird in der Homöopathie unter anderem bei rheumatischen Beschwerden eingesetzt, und zwar in den Potenzen zwischen D2 und D30 (orale Gabe) sowie bei Injektionen und Infusionen in der Potenz D6.

> Homöopathie ist eine sanfte und ganzheitliche Heilmethode; es kann bei homöopathischen Mitteln zu Beginn der Therapie allerdings eine sogenannte Erstreaktion auftreten. Diese äußert sich in einer vorübergehenden Verstärkung der Beschwerden, was aber nur ein Zeichen der anlaufenden Selbstheilungskräfte des Körpers ist.

Homöopathische Komplexmittel

Für die wirklichen Anhänger der klassischen Homöopathie sind homöopathische Komplexmittel – die Mischung mehrerer homöopathischer Mittel – eigentlich tabu! Doch heute kommen solche Komplexmittel immer häufiger zum Einsatz. Grundlage ist der Gedanke, dass die Effekte mehrerer Homöopathika so kombiniert werden, dass die Mischung wirksamer ist, als jedes in der Mischung enthaltene Einzelmittel für sich.

Bei der Auswahl des geeigneten Komplexmittels orientiert sich der Homöopath ausschließlich an den bestehenden Hauptbeschwerden, also beispielsweise Schmerzen im Kniegelenk beim Treppensteigen.

Für homöopathische Komplexmittel werden meistens eher niedrige Potenzen gewählt. Oft sind die Potenzen so niedrig, dass die Wirkung auch im Sinne einer Heilpflanzenwirkung nachvollziehbar ist. Einige Komplexmittel beinhalten sogar Urtinkturen oder werden in der D1-Potenz verabreicht, weshalb sie zumindest manchmal einer Kräutermedizin gleichen.

Wie oft Sie das Mittel einnehmen müssen, hängt nicht nur von seiner Potenz ab, sondern auch davon, wie akut die Erkrankung ist.

Die geeigneten Komplexmittel wählt man bei der Selbstbehandlung anhand der Beschwerden aus. Auch die Mitarbeiter in der Apotheke sowie viele Ärzte und Heilpraktiker kennen die gängigsten Komplexmittel in der Regel gut. Die meisten homöopathischen Komplexmittel liegen als Tropfen vor. In vielen Fällen werden sie dreimal täglich eingenommen. Am besten befolgen Sie die Anwendungsanleitungen auf der Verpackung und auf dem Beipackzettel.

Aromatherapie

Als Aromatherapie wird die Anwendung ätherischer Öle zur Linderung von Beschwerden, aber auch zur Steigerung des Wohlbefindens bezeichnet. Dieser Zweig der Naturheilkunde erfreut sich immer größerer Beliebtheit. Die Schulmedizin steht dieser Therapiemethode, übrigens ähnlich wie der Homöopathie, auch heute noch extrem distanziert und kritisch gegenüber – und das, obwohl die Studienlage zur Aromatherapie durchaus gut ist. Zwar wurden und werden nahezu alle Studien in englischer Sprache publiziert, aber zumindest die meisten halten auch einer kritischen Überprüfung stand. In der internationalen medizinischen Datenbank pubmed, eine Datenbank, in die nur mehrfach geprüfte Studien aufgenommen werden, finden sich unter dem Stichwort „essential oils" zum jetzigen Zeitpunkt insgesamt 14.379 Einträge, davon über 450 aus diesem Jahr (2015). Dass sich die Wissenschaft aber nicht erst in der letzten Zeit mit der Aromatherapie beschäftigt, zeigen die Jahreszahlen der ersten Einträge: Der älteste stammt aus dem Jahr 1880! Auch im deutschsprachigen Raum liefen und laufen wissenschaftliche Untersuchungen zur Aromatherapie, vor allem zur Wirkweise der ätherischen Öle auf den menschlichen Organismus.

▶ Ätherische Öle

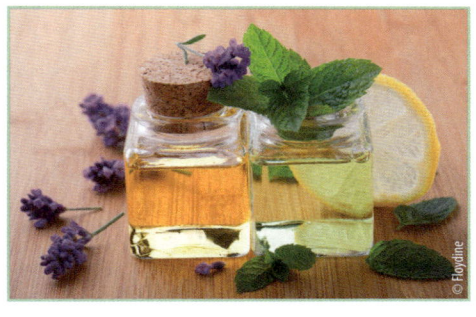

Medizin und Pharmazie verstehen unter ätherischen Ölen flüchtige, stark riechende Stoffgemische von ölartiger Konsistenz, die in Wasser schwer löslich sind und aus pflanzlichen Ausgangsstoffen dargestellt werden. Das entspricht der Definition der ISO (*International Standard Organization*), wonach unter ätherischen Ölen nur die durch Wasserdampfdestillation von Pflanzenteilen gewonnenen Produkte und die durch Auspressen der Fruchtschalen einiger Citrusarten gewonnenen Öle zu verstehen sind. Gebildet werden diese ätherischen Öle in kleinen Drüsen, die sich an den unterschiedlichsten Pflanzenteilen befinden können. Hier einige Beispiele:

- an den Blättern (beispielsweise Eukalyptus, Melisse, Lemongras)

- in den Blüten (beispielsweise Jasmin, Rose, Kamille)

- an den Schalen (alle Zitrusfrüchte)

- im Holz (beispielsweise Zedern- oder Sandelholz)

- in den Wurzeln (beispielsweise Ingwer, Iriswurzel)

- in der Rinde (Zimtrinde)

- im Harz (beispielsweise Myrrhe)

Nur rund 1,5 Prozent der auf unserer Erde wachsenden Pflanzen werden zu den Lieferanten ätherischer Öle gezählt. Zwar enthalten deutlich mehr Gewächse ätherische Öle, viele jedoch in so geringem Ausmaß, dass sich eine kommerzielle Gewinnung nicht lohnt.

Die meisten Pflanzen, aus denen Duftöle gewonnen werden, enthalten höchstens 1 bis 2 Prozent ätherisches Öl, manche sogar noch weniger. Für ein kleines Fläschchen mit ätherischem Öl werden also zentnerweise Pflanzen benötigt (Tabelle 2).

Tabelle 2: Um 1 Kilo ätherisches Öl zu gewinnen, braucht man beispielsweise
3.000 bis 5.000 kg Rosenblütenblätter
1.000 kg Orangenblüten (Neroli)
150 kg Zimtrinde
120 kg Lavendelblüten
200 kg Zitronenschalen
50 kg Lemongrass
50 kg Eukalyptusblätter

So wirken ätherische Öle

Gerüche können uns sehr stark beeinflussen. Das beruht auf der Tatsache, dass Duftstoffe direkt über das limbische System in unser Großhirn vermittelt werden.

Unter dem *„limbischen System"* versteht man eine im Gehirn lokalisierte Einheit, die in erster Linie der Verarbeitung emotionaler Impulse dient. Außerdem steuert es die Entstehung des Triebverhaltens. Zu den weiteren Aufgaben des limbischen Systems gehört auch die Verarbeitung intellektueller Leistungen. Bei all diesen Funktionen arbeitet das limbische System mit einer Vielzahl von Nervenzellen der Großhirnrinde zusammen.

Je nach ihrer Ursprungspflanze wirken ätherische Öle entspannend, belebend, erfrischend oder klärend, sie erhöhen die Konzentration und vieles mehr. Sie können aber auch bei bestehenden Erkrankungen direkt positiv wirken: So lösen sie Krämpfe, lindern Schmerzen und hemmen Entzündungen.

Viele Kräuter liefern ein ätherisches Öl, das durch Destillation, Extraktion oder Pressung gewonnen wird. Jedes dieser Öle duftet ganz charakteristisch und wirkt dank seiner gesunden Inhaltsstoffe auf spezielle Weise. Die Öle können auf verschiedenen Wegen in den Körper gelangen, etwa über die Nase (Duftlampe, Inhalation) oder die Haut und die Schleimhäute (Bäder, Massagen). Einige wenige ätherische Öle können auch innerlich angewendet werden. Besprechen Sie diese Anwendungsweise unbedingt mit Ihrem Arzt oder Heilpraktiker.

> **Achtung:**
>
> Bei ätherischen Ölen handelt es sich immer um hochkonzentrierte Substanzen. Unverdünnt können sie Haut und Atemwege reizen. Deshalb sollten ätherische Öle immer nur in Wasser oder Trägerölen verdünnt zum Einsatz kommen.

Anwendung von ätherischen Ölen

Für die Anwendung ätherischer Öle stehen mehrere Methoden zur Auswahl, die wir Ihnen hier vorstellen möchten.

Duftlampen

Mit Duftlampen, die es in verschiedenen Ausführungen und Materialien gibt, wird das Aroma der ätherischen Öle durch Erhitzen – meist als Teelicht, es gibt aber auch elektrische Duftlampen – aus einer wässrigen Ölmischung verdunstet und in die Luft freigesetzt. Und so gehen Sie vor:

- Füllen Sie Wasser in die Verdunstungsschale.

- Geben Sie das ätherische Öl oder die Mischung ätherischer Öle hinzu (meist genügen zwei bis drei Tropfen, nie mehr als fünf Tropfen!).

- Zünden Sie das Teelicht unter der Verdunstungsschale an, oder schalten Sie die elektrische Wärmequelle ein.

- Achten Sie darauf, dass das Öl-Wasser-Gemisch nicht zu heiß wird und, bitte nicht vergessen, dass die Duftlampe nicht länger als eine Stunde in Betrieb sein darf.

ACHTUNG

Bitte verwenden Sie in der Duftlampe Öle niemals unverdünnt, und stellen Sie auch keine Duftlampe mit einem Teelicht als Wärmequelle im Kinderzimmer auf!

Mein Tipp:

Wenn die Arthrose mir sehr heftige Schmerzen bereitet, das ist vor allem bei feucht-kaltem Wetter der Fall, gebe ich drei Tropfen Lavendelöl sowie je zwei Tropfen Melisse und Neroli in die Duftlampe. Schon nach kurzer Zeit kann ich mich entspannen – und die Schmerzen lassen nach. Probieren Sie doch auch einmal folgende Mischungen:

- 3 Tropfen Römische Kamille, 4 Tropfen Mandarinen- und 3 Tropfen Lavendelöl

  Oder

- 5 Tropfen Bernadotte und 3 Tropfen Neroli.

Direkte Inhalation

Durch bewusstes und tiefes Einatmen (Inhalieren) gelangen die in den ätherischen Ölen enthaltenen Stoffe über den Mund und die Nase in die oberen Atemwege sowie über die Schleimhäute und die Lunge in den Blutkreislauf. Auf diese Weise stimulieren ätherische Öle über den Riechnerv das limbische System und aktivieren die Gehirntätigkeit. Bei der Aufnahme der ätherischen Öle über die Atemwege werden Erreger abgetötet sowie Schleim und Atemwegskrämpfe gelöst. Und so geht's:

- Geben Sie einige Tropfen des gewünschten ätherischen Öls in eine Schüssel mit heißem Wasser. (Achtung: Nicht alle ätherischen Öle eignen sich für die direkte Inhalation, denn sie können schleimhautreizende Substanzen enthalten! Deswegen sollten Sie sich vor einer direkten Inhalation unbedingt darüber informieren, ob sich das von Ihnen gewählte ätherische Öl auch zum Inhalieren eignet.)

- Beugen Sie Ihren Kopf über die Schüssel, und geben Sie ein Handtuch über beides.

- Atmen Sie die Dämpfe fünf bis zehn Minuten lang tief ein.

Mein Tipp:

Gerade zur Erkältungszeit verstärken sich bei Schnupfen und Husten die arthrosebedingten Schmerzen noch. Durch Inhalieren folgender Mischung wird die Nase frei, der Husten gelindert und das Fieber gesenkt. Dadurch fühle ich mich besser, und auch meine Gelenkschmerzen werden gelindert.

Vermischen Sie 10 Tropfen Cajeput, 10 Tropfen Ravintsara sowie 10 Tropfen Honigmyrte miteinander. Geben Sie 2 Tropfen der Mischung in eine Schüssel mit kochendem Wasser. Schließen Sie Ihre Augen, und atmen Sie die Dämpfe 10 bis 15 Minuten lang ein.

Bäder

Ein Bad, dem einige Tropfen eines ätherischen Öls zugesetzt wurden, entspannt nicht nur, es macht auch den Kopf frei, fördert das Einschlafen und wirkt schmerzlindernd. Es kann wahre Wunder für Körper und Geist vollbringen. Und so bereiten Sie sich ein Bad mit Aromaölen zu:

- Lassen Sie Wasser für ein Vollbad in die Wanne laufen. Achten Sie darauf, dass es angenehm warm, aber nicht zu heiß ist.

- Vermischen Sie ein paar Tropfen des gewünschten ätherischen Öls mit etwas Sahne oder Honig.

- Geben Sie die Mischung ins Badewasser.

- Bleiben Sie 15 Minuten in der Badewanne – anschließend sollten Sie sich gut abtrocknen und 15 Minuten ruhen.

Massagen

Massagen werden schon seit langer Zeit zur Entspannung und Schmerzlinderung verwendet. Bei der Massage mit ätherischen Ölen wird die entspannende Wirkung noch gesteigert. Stress, Muskelverspannungen und Schmerzen werden gelöst.

So stellen Sie ein Massageöl her:

- Vermischen Sie das ätherische Öl mit einem Trägeröl.

- Lassen Sie sich am besten von einem guten Masseur massieren.

Als Trägeröl (das ist das Öl, in das das ätherische Öl gegeben wird) eignen sich Mandel-, Traubenkern-, Johanniskraut- oder Jojobaöl.

Mein Tipp:

Eine Massage mit ätherischen Ölen hilft mir vor allem dann, wenn meine Muskeln aufgrund starker Gelenkschmerzen sehr angespannt sind.

Welche ätherischen Öle helfen?

▶ Cajeputöl

Cajeputöl erinnert an den Duft des Eukalyptus und wirkt schmerzlindernd. Es wird als Massageöl mit guten Erfolgen bei Rheuma und steifen Gelenken eingesetzt.

Massageöl:

• Vermischen Sie 10 ml Sojaöl mit ein paar Tropfen Weizenkeim- und 10 Tropfen Cajeputöl

• Reiben Sie die schmerzenden Gelenke mehrmals täglich mit dem Öl ein.

▶ Eukalyptusöl

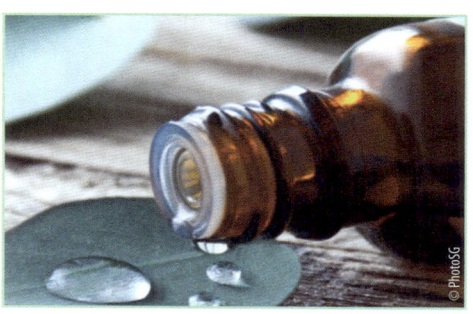

Das gelbliche ätherische Öl gilt als ein sehr gutes Mittel gegen Gelenkschmerzen bei Arthrose.

Massageöl:

• Vermischen Sie 2 Tropfen Eukalyptusöl mit 1 Esslöffel Trägeröl, z.B. Mandel-, Traubenkern-, Johanniskraut- oder Jojobaöl.

• Massieren Sie das Öl in die schmerzenden Gelenke ein.

▶ Fichtennadelnöl

Auch Fichtennadelöl hilft bei Arthrose.

Massageöl:

- Vermischen Sie 4 Tropfen einer Fichten-nadelöl-Verdünnung (unter 10 Prozent) mit 100 ml Jojobaöl.

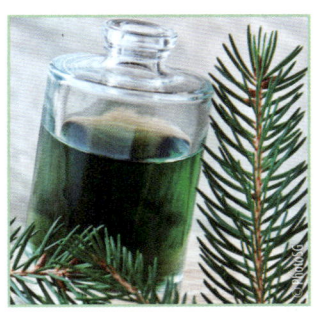

- Massieren Sie mit der Mischung Ihre schmerzenden Gelenke.

▶ Pfefferminzöl

Das in Pfefferminzblättern enthal-tene ätherische Öl eignet sich als Einreibung bei Gelenkschmerzen.

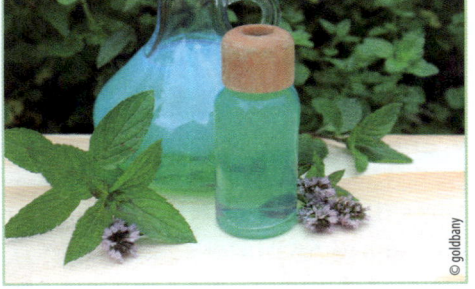

Massageöl:

- Geben Sie 1 Tropfen Pfeffer-minzöl in 100 ml Mandelöl.

- Reiben Sie mit der Mischung Ihre Gelenke ein.

ACHTUNG: Passen Sie auf, dass das Öl der Pfefferminze nicht in Ihre Augen gelangen kann, da es diese extrem reizt! Auch sollten Sie das Öl nicht bei Säuglingen und Kindern unter drei Jahren im Hals- und Nasenbereich anwenden, da es zu einer Atemlähmung kommen kann! Minzzubereitungen dürfen während der Schwangerschaft nicht gegeben werden, da Minze zu Fehlgeburten führen kann.

▶ *Rosmarinöl*

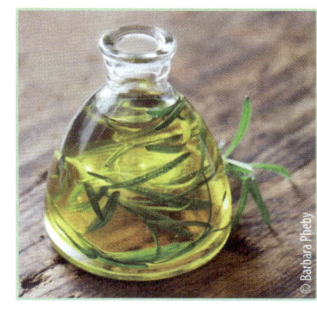

Rosmarinöl lindert Gelenkschmerzen. Da es die Magenschleimhaut reizt und deshalb nur äußerlich angewendet wird, hier ein Rezept zur Einreibung:

- Mischen Sie 20 Tropfen Rosmarinöl mit 100 ml Oliven- oder Distelöl.

- Reiben Sie die betroffenen Bereiche mit dem Öl gut ein.

▶ *Thymianöl*

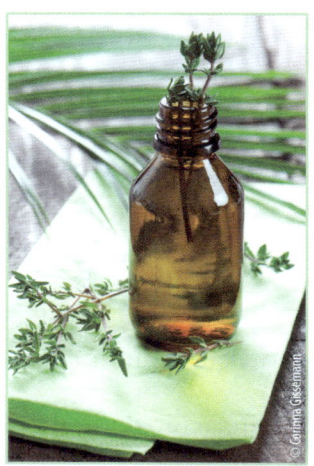

Das Öl des Thymians wird hauptsächlich aus seinen Blättern gewonnen. Das pure Öl darf niemals in Kontakt mit der Haut kommen oder innerlich angewendet werden.

Bad:

Ein Thymianbad lindert Gliederschmerzen.

- Übergießen Sie eine Hand voll Thymianblätter mit 1 Liter kochendem Wasser.

- Lassen Sie alles zugedeckt 20 Minuten ziehen.

- Dann seihen Sie die Blätter ab und geben den Sud ins warme Badewasser.

▸ *Wacholderöl*

Das ätherische Wacholderbeerenöl riecht sehr stark. Es eignet sich für die Zubereitung eines Massageöls. Eine Tinktur zum Einreiben und einen Aufguss als Badezusatz können Sie leicht selbst herstellen. In allen Zubereitungen hilft es gut gegen Gelenkbeschwerden. Hier die Anleitungen:

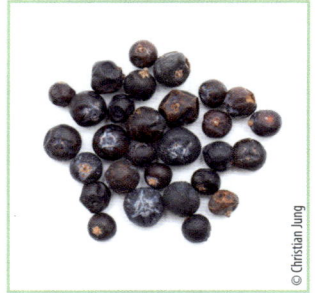

© Christian Jung

- Für das Massageöl vermischen Sie 6 Tropfen Wacholderbeerenöl, 2 Tropfen Thymianöl und 4 Tropfen Kamilleöl mit 30 ml Sesamöl.

- Massieren Sie mehrmals täglich die schmerzenden Gelenke mit dem Öl.

- Für die Tinktur zerdrücken Sie 100 Gramm Wacholderbeeren in einem Mörser.

- Geben Sie die zerdrückten Beeren in eine Flasche und übergießen Sie sie, bis sie bedeckt sind, mit 250 ml 40– bis 50-prozentigem Alkohol.

- Lassen Sie die Tinktur Zwei Wochen lang ziehen, die Flasche muss zwischendurch immer wieder geschüttelt werden.

- Filtern Sie dann die Beeren, und füllen Sie die fertige Tinktur in eine neue Flasche.

- Reiben Sie bei Gelenkbeschwerden die betroffenen Gelenke mehrmals täglich mit der Tinktur ein.

- Für ein Bad müssen Sie 100 Gramm Beeren zerkleinern.

- Geben Sie die Beeren in einen Topf, übergießen Sie sie mit 500 ml Wasser, und lassen Sie die Mixtur 15 Minuten lang kochen.

- Geben Sie den Sud anschließend ins Badewasser.

- Einige Öle, beispielsweise die Öle der Zitrusfrüchte oder Lorbeeröl, sind hochallergen und deshalb für Allergiker tabu.

- Schwangere sollten einige ätherische Öle nicht verwenden, da sie eventuell toxisch auf den Fötus wirken könnten.

- Wenn Sie bereits bei einem Homöopathen in Behandlung sind, sollten Sie ätherische Öle mittels Duftlampe anwenden.

- Es wurde in Einzelfällen beobachtet, dass einige ätherische Öle bei Epileptikern Anfälle auslösen können. Bitte informieren Sie sich hierzu bei Ihrem Arzt oder Heilpraktiker.

IMPRESSUM

© 2021 maxLQ, ein Unternehmensbereich der FID Verlag GmbH, Koblenzer Str. 99, D-53177 Bonn

Herausgeber: Daniel Feyen, Bonn
Redaktionell Verantwortlicher: Daniel Feyen, FID Verlag GmbH, Adresse s.o.
Autor und Redaktion: Gabriela Schwarz (v.i.S.d.P.)
Satz & Layout: TiPP 4 GmbH
Umschlaggestaltung: TiPP 4 GmbH;
Bilder Umschlag: goldbany – Fotolia; lucaar – Fotolia; shintartanya - Fotolia
Bilder Innenteil: Fotolia
Herstellung: Sebastian Gerber, Bonn
Druck: Offset Friedrich GmbH & Co. KG, 76698 Ubstadt-Weiher
Printed in Germany.

Haftungsausschluss:
Alle Beiträge wurden mit Sorgfalt recherchiert und überprüft. Dennoch erfolgen alle Angaben ohne Gewähr. Weder der Autor noch der Verlag können für die Angaben in diesem Buch eine Haftung übernehmen. Die hier veröffentlichten Gesundheitsinformationen und Tipps können eine ärztliche Beratung und Betreuung nicht ersetzen.